AF610714

NOVVEAV CAQVET OV ENTRETIEN DE L'ACOVCHE'E.

Sur le depart du Cardinal Mazarin de la ville de Dinan, iusques à son arriuée à Sedan. Germain.

PREMIERE IOVRNE'E.

A PARIS,

M. DC. LII.

NOVVEAV CAQVET OV ENTRETIEN de l'Accouché.

IL faut confeſſer qu'il n'y a point de compagnie plus curieuſe de s'entretenir, que celles des Dames, c'eſt vn inſtint naturel qui les portent à cela, & lors qu'elles ſe trouuent enſemble, elles comptent en deſtail tout ce qu'elles ſçauent, ſans s'ennuyer, & eſtant ainſi en train de cauſer, elles ne s'en peuuent pas retirer, & paſſent ainſi le temps en deuis, quelquesfois plus ſerieux que le ſexe ne permet: mais nous ne ſommes plus aux temps auſquels les femmes auoient de la retenuë, & lors qu'elles ſe trouuoient en compagnie, elles ſe contentoient de preſter l'oreille à ce que l'on diſoit, & parloient aſſez ſobrement: Mais auiourd'huy les Dames ont l'eſprit beaucoup plus releué, & rien ne ſe dit, & ne ſe propoſe aucune choſe, qu'elles ne ſe meſlent des plus auant d'en dire leur raiſon, & d'y apporter leur ſentiment, & ſi toſt qu'vne commence à parler, les autres de la trouppe, l'a ſuiuent.

Mais s'il y a lieu de caqueter auec plus de contentement c'eſt aux entretiens des accouchées, aux viſites que les Dames, leurs parentes, & amies leur font, & ſelon la ſaiſon elles ſe ietrent principalement ſur les affaires du temps, chacune raçontant à ſon tour, ce qu'elle en ſçait, ainſi qu'il s'eſt veu depuis peu de temps aux couches de la femme d'vn Secretaire du Roy, dans cette ville de Paris.

Cette Dame, comme elle est bien alliée & apparentée a esté tres-bien visitée & entretenuë l'espace de dix ou, douze iours.

En la premiere iournée elle receut la visite de la femme d'vn Maistre d'hostel du Roy sa cousine.

De la femme d'vn Maistre Facteur des Marchands Estrangers & François.

De la femme d'vn Aduocat du Conseil sa Commere.

De la femme d'vn Concierge de la Maison d'vn grand.

De la femme d'vn Procureur de la Cour.

De la femme d'vn Marchand de Marée.

Toutes arrestées & assemblées, ayans pris leurs places autour du lict de l'accouchée, & apres s'estre informées de l'estat de sa couche, & de son portement: Elles se mirent à parler de la misere du temps, de la cessation de toutes affaires, que chacun se pleignoit, ressentant les effets d'vne si mauuaise saison, attribuant ce mal-heur au Cardinal Mazarin, qui auoit volé l'or & l'argent de France, & l'auoit enuoyé aux pays estrangers, & aux banques; ce qui qui estoit cause de la disette du Royaume.

La femme du Maistre d'hostel commença la premiere à raconter, qu'il falloit confesser que ce Cardinal se moquoit de tout ce qui s'est fait contre luy, & que s'il estoit hors du Royaume, ce n'estoit pas pour la peur qu'il auoit d'estre mal traitté, au contraire, ce n'estoit que pour passer quelque temps, iusques à la Maiorité du Roy, se promettant alors faire voir qu'il faisoit peu d'estat des Arrests du Parlement de Paris, des assemblées qui se faisoient des resolutions qui se prenoient contre luy, desquelles il s'est tousiours mocqué, tant l'impudence & l'insolence de ce double fourbe eſt grande.

Certe il ne ſe faut eſtonner, parce que dans Paris & en France dans les Compagnies Souueraines, & parmy le Conſeil, voire des Marchands & Bourgeois, il a quantité de bons amis qui luy donnent aduis de tout ce qui ſe faict, ce qui le met en aſſeurance, auſſi n'eſt-il point ſi eſloigné, qu'il ne ſçache fort bien le moyen de retourner quand il voudra.

Il ne ſe paſſe ſepmaine qu'il n'ayt nouuelle de la Cour, & de l'aſſeurance qu'on luy donne, que tous les Arreſts donnez contre luy par le Parlement de France, n'empeſcheront qu'il ne ſoit touſ-jours bien receu de leurs Majeſtez. Monſieur mon mary apprend tous les iours le ſoin qu'on a pour le faire retourner au pluſtoſt; & qu'il y a ordre expres pour aſſeurer ſa marche & beaucoup de lieux du Royaume, où il ſçait tres-bien qu'il ne trouuera perſonne qui s'oppoſe à luy & n'y ayant forces leuées pour l'arreſter tant par le chemin qu'aux riuieres qu'il faut paſſer depuis la frontiére iuſques en Poictou.

Il a fait cinq cens mil liures au Mareſchal de Hocquencour pour faire des leuées, Il a prins les Trouppes du General Maiordome Suedois, & a mandé au Mareſchal de la Ferté-Seneterre, que lors qu'il entrera en France, il vienne auec ſa Caualerie pour l'eſcorter iuſques hors la Champagne.

Il a demeuré huict iour à Dinan pendant que les troupes leuée pour ſa conduite s'appreſteroient. Le Comte de Noüaille qui s'eſt mis à ſon party nonobſtant les Arreſts du Parlement de Paris & les Admonitions de Monſieur l'Archeueſque, n'a pas laiſſé de continuer ſes leuées pour luy au Pays du Liege & en Picardie; Enfin le Corps d'Armes tant de Caualerie, que d'Infanterie se forma & s'auança vers la Champagne pour l'accompagner, Et quelques deffences que le Parlement de Paris ayt faites aux Villes & Places frontieres de Champagne & de Picardie, de bailler passage tant à luy qu'à ses Trouppes, neantmoins en la pluspart il y a trouué des Gouuerneurs & Officiers à sa deuotion, gagnez par argent ou autrement, qui luy ont baillé entrée en icelles & ouuert leurs portes, donné passages aux Riuieres d'Aisne & de Marne sans contredit, & ne se sont trouuées aucunes leuées contraires pour s'y opposer, & comme il se couure de l'authorité du Roy, & en l'Estat de sa Maiesté, addressées aux Gouuerneurs & Magistrats des Villes de son Passage, ils l'ont receu auec honneurs, applaudissement & fourny, des grains en plusieurs lieux pour la subsistance de ses gens de Guerre, que ne laissent pas de viure à discretion à la Campagne par ou ils trepassent.

Quantité de volontaires se sont joints à luy sous esperance d'auoir les charges qui vacqueroient par la mort des Officiers: Et a mis ordre, que quantité de Trouppes Estrangeres & Françoises de l'Armée du Roy en Flandre ont esté enuoyées en Poictou pour renforcer l'Armée de sa Majesté contre celle de Monsieur le Prince qui ont passé par la Beausse en la Touraine, ruynent les Bourgades, & les pauures Paysans qui sont contrains & forcez d'abandonner leurs demeures & se retirer auec ce qu'ils ont aux Villes, laissant ainsi la Campagne deserte, depeuplée, desolée & dépourueuë d'habitans & de biens pour s'exempter du desordre que commettent ainsi les gens de guerre en leurs passages,

La femme d'vn Maistre Facteur des Marchands Estrangers & de France, ayant entendu le discours de la femme du Maistre d'Hostel, dit, nous auons presque tous les iours nouuelles du Liege, de Mezieres & de Sedan, des Marchands qui se plaignent que la liberté des Voictures de leurs Marchandises, ne sont asseurez à cause des Soldats qui occuppent & tiennent les chemins & les Passages. Que le Cardinal Mazarin estoit party de Dinan le vingt-deuxiéme de Decembre dernier, auec vne escorte de quinze cens cheuaux, & qu'il arriua le vingt-cinquiesme du mesme mois de Decembre à Sedan, au deuant duquel le sieur Fabry Gouuerneur auec quantité de cheuaux, alla le receuoir, & qu'à l'entrée vn des Magistrats de la Ville luy fit la Harangue suiuante.

HARANGVE.

MONSIEVR

La Ville de Sedan, parlant par ma bouche, Vous vient au deuant tesmoigner le ressentiment de l'honneur qu'elle a de receuoir vostre Eminence, comme elle fit l'an 1645. lors qu'elle vint prendre possession, au nom du Roy, de cette Ville & de son Chasteau, Auec les mesmes Protestations des seruices qu'elle vous rendit ainsi qu'à vn Prince de l'Eglise & Premier Ministre d'Estat de sa Majesté Tres-Chrestienne; L'asseurant qu'en toutes choses elle obeyra, comme elle a tousjours fait, aux Commandemens qui luy seront faits de sa part, sans permettre qu'il y soit en aucun temps fait chose au contraire qui puisse prejudicier à son seruice, & qu'elle sera tousiours preste d'employer la vie & les biens pour l'entretenir en toutes les occasions qui se presenteront, & mettra si bon ordre qu'il n'y sera fait aucune alteration, & qu'elle s'opposera à tous ceux qui en quelque maniere que ce soit, voudroient entreprendre sur sa fidelité. Suppliant humblement vostre Eminence, d'aggréer ses Protestations, & d'empescher ques ses Trouppes, s'approchant de la Ville, ne portent aucune nuisance à la liberté de son Commerce & negoce, & n'exerçent des actes d'hostilité & de violence à son voisinage.

Pendant que le Cardinal estoit prés de Cologne, son occupation plus ordinaire estoit aux Comedies & au Ieu auec des Allemandes qui le venoient souuent visiter, & selon le rapport de nos Marchans de ces lieux là, & d'autres personnes qui le frequentoient, il employoit quelquefois les matinées entieres à faire des despesches a des Princes & Seigneurs Allemands, pour par leur faueur auoir des gens de Guerre, pour lesquels leuer, il faisoit tenir de notables sommes d'argent, Desquels Princes & Seigneurs aucuns luy octroyoient sa demande: mais les autres le refusoient, disant que cela seroit contre la Paix nouuellement faite en l'Empire, par laquelle il estoit defendu de leuer aucunes troupes en Allemagne pour sortir hors l'Empire sur peine d'encourir les peines portées par les Articles d'icelle Paix, notamment pour ce Cardinal, dont le credit est fort descrié parmy eux: car ils ne sont pas ignorans que tel armement qu'il fait est à mauuais dessein, & pour nourrir la guerre en France, ce que l'Allemagne ne peut pas permettre, afin de ne donner sujet de rupture aux Princes voisins.

Et

Et de fait, l'on nous mande de Cologne, qu'il a fait defenses expresses à tous les Princes & Estats de l'Empire de permettre qu'il se fasse aucune leuée de gens de guerre pour Mazarin, comme reconneu perturbateur du repos public de la Chrestienté, & qui a tousiours esté contraire à la paix generale.

Que pour cet effet l'Electeur de Cologne luy a fait dire qu'il eust à se retirer hors de son Diocese, pour n'encourir la haine des autres Princes, & que pour cet effet, il estoit sorty du lieu où il estoit, appartenant audit Electeur, & s'estoit retiré à Dinan au Liege.

Nous sçauons aussi par gens, & ceux-là qui negocient à Paris, & en autres lieux de France, qu'il a débauché quantité de Colonels & Capitaines Allemans par argent, pour faire leuée de Soldats en secret, & clandestinement, & qu'il s'est seruy de l'occasion de ce faire, en la guerre qui estoit entre l'Eslecteur de Brandebourg & le Duc de Neubourg, touchant les differents pour la succession de Iulliers, & que sous ce pretexte il a fait leuer des Regiments entiers de caualerie & d'infanterie Allemands pour grossir les troupes du General Major Roze, & d'autres Colonels Allemands qu'il entretient en France sur le sujet de la guerre de Flandre, & dont il en a enuoyé la pluspart aux Provinces du Royaume contre Monsieur le Prince de Condé, auant mesme le voyage du Roy en Berry, comme il a fait au Mareschal de la Ferté Seneterre, pour fauoriser le siege du Chasteau de Dijon, fait par le Duc d'Espernon en Bourgongne, pour empescher le secours qui y pourtoient aller de la part dudit Seigneur Prince de Condé, par le Baron de

Bouteville Gouuerneur de Bellegarde, & autres amis dudit Seigneur Prince.

La troisiesme Dame, femme d'vn Aduocat du Conseil, apres auoir entendu la femme d'vn Maistre Facteur de Marchands Estrangers & François, sur le retour du Cardinal Mazarin, Dist, il me souuient à ce propos, de ce que ces iours passez i'ouy dire à vn homme de qualité, pour lequel mon mary poursuit les affaires au Conseil, que le Cardinal ne fut si tost arriué à Dinan, que certains enuoyez de la Ville du Liege luy vindrent dire, qu'ils ne trouuoient pas bon, qu'il seiournast à Dinan, en quoy, disoient-ils, ils confirmoient le mandement de leur Prince l'Electeur de Cologne, lequel pour ne donner aucun suiet aux Princes de l'Empire, d'auoir mauuaise opinion de luy, pour auoir receu en cet Estat ce Cardinal qui acheptoit des Colonels & des troupes Alemandes pour s'en seruir au preiudice de la Paix de Munster, qui defendoit telles leuées de gens de guerre en l'Empire, le prioient d'en sortir au plutost, sans attendre qu'il y fust contraint, & comme il disoit qu'il n'estoit à Dinan que pour attendre le reste des siens, desquels il ne se pouuoit passer, d'autant que c'estoient ceux qu'il entretenoit en Allemagne, pour y faire ses pratiques ordinaires, & gaigner des Princes & de la caualerie : Ils le presserent d'en sortir dans vingt quatre heures sans aucun delay, luy disant que s'il y seiournoit dauantage, que les Liegeois & Lorrains s'vniroient pour l'en chasser, à quoy il se vid obligé faire, & enuoya au Gouuerneur de Sedan l'aduertir qu'en trois iours il s'y achemineroit.

Que le mesme personnage disoit, que le Regiment de douze cens hommes, qu'il auoit achepté de l'Electeur de Brandebourg, apres la paix faicte entre ledit Electeur, & le Duc de Neubourg, auoit pris sa marche par la Holande, afin de paruenir par mer en France par Calais, ne trouuant leur marche asseurée par la Champagne, ny par la Picardie.

D'auantage que sur l'asseurance qu'il donnoit de se rendre à Sedan, la pluspart des Colonels, Capitaines & Officiers de ses trouppes Françoises & Allemandes, s'y trouuerent pour receuoir ses ordres, & l'accompagner à son retour en France, & comme ils demandoient argent pour payer leurs Soldats, il leur dit qu'ils n'en auoient besoin, & qu'en leur marche ils trouueroient des viures en abondance par tout où ils passeroient, & qu'ils en vseroient comme Soldats sans en rien payer, puis qu'ils estoient leuez pour le seruice du Roy.

Cette reponse ne contentant point ces Officiers, la pluspart le quitterent, mais il les fit reuenir, auec promesse de leur bailler argent pour eux, & non pour leurs trouppes, & qui passeroient par des pays gras, où ils viuroient à discretion, & que la force leur feroit auoir tout ce qu'ils auroient besoin.

Et comme quelques-vns luy remonstroient que ce seroit le moyen de faire sousleuer les peuples contre luy & ses trouppes, il les menaçoit de les faire punir s'ils n'obseruoient exactement ses ordres, & qu'il feroit repentir ceux de la campagne qui se sousleueroient, & que leur chastiment seruiroit d'exemple aux autres qui voudroient faire le mesme.

La quatriéme Dame estoit femme d'vn Maistre Facteur de Marchands de France & Estrangers, qui reçoit nouuelles de beaucoup d'endroits, & assiste aux changes, laquelle ayant écouté les trois premieres Dames sur le sujet du Cardinal Mazarin, dit que les habitans de Sedan le receurent, non tant par affection, que pour aggréer au sieur Faber Gouuerneur, qui leur auoit donné les ordres conuenables pour le receuoir, comme estant entierement attaché à ses interests, mais que lors qu'il voulut leuer en la ville, & aux enuirons, des hommes pour former son Regiment, nul n'y voulut s'enrooller, & en voulant contraindre aucuns, peu s'en fallut qu'il n'y eust sedition en la ville, tant contre ledit Gouuerneur, que les Magistrats, qui vsoient de menaces enuers eux, leur reprochant qu'ils estoient mal affectionnez au Roy, & que les hommes qui se leuoient estoient pour le seruice de Sa Majesté, & que le Mazarin n'estoit porté en cela d'autre ambition, que de faire ses leuées pour les conduire à sa Majesté contre les Princes qui prenoient les armes pour mettre le trouble en France, & ruyner ses plus fidelles seruiteurs, tel qu'estoit Mazarin, en la fidelité duquel Sadite Majesté auoit mis vne bonne partie de sa confiance asseurée, comme en celuy qui est soigneux de maintenir son authorité, & la faire obeyr à ses Subiets, soit de volonté, ou par les armes, qu'il estoit contraint d'achepter des Estrangers, puisque les François estoient si peu portez d'amour auec ceux qui seruent dignement Sa Majesté, & qui manient ses affaires pour les faire reüssir à sa gloire, au desavantage des ennemis de la Couronne.

Les

Ces discours animerent dauantage les Habitans, disans qu'ils se prenoient à eux, & que si ces reproches les regardoient, eux qui n'auoient iamais eu autre dessein, que de rendre tout seruice au Roy, qu'ils sçauoient estre leur Protecteur, & qui à present qu'ils auoient presté le serment de fidelité à Sa Maiesté, comme Souueraine de Sedan, ils vouloient mourir pour luy, & en tesmoigner les effets, mais qu'ils ne vouloient rendre aucun deuoir souuerain à vn Estranger, condamné par tous les Parlemens de France, & pour criminel de leze Maiesté, qui sçauoit se seruir du nom & de l'authorité du Roy, pour ruyner ses Subiets, & rendre la France miserable.

Telle estoit la resolution de la meilleure & plus saine partie des Bourgeois de Sedan, qui ne rendirent aucun honneur à Mazarin à son arriuée, & n'y eut que la menuë populace qui obeyt aux ordres du Gouuerneur, lequel du depuis les a tenus pour suspects pour estre demeurez fermes & constans en leur resolution, de ne reconnoistre, ny obeyr à aucun Estranger, ny receuoir aucune loy d'eux, tant qu'ils viuroient, & estre l'obiet de la haine publique, & mal voulus pour leur mauuais gouuernement.

De sorte que le sieur de Faber fut contraint de faire des leuées de gens de guerre ailleurs qu'à Sedan, & fut obligé de leur auancer vne montre entiere auant que marcher, de l'argent que Mazarin fournissoit pour l'asseurance de sa personne, à la marche de la Cour.

Que les Villes de Picardie n'ayment point Mazarin, comme Peronne, Sainct Quentin, Boulongne & autres, quoy que leurs Gouuerneurs soient ses stipédiez, & qu'ils paroissent fort attachez à ses interests, & voudroient les peuples se voir libres, & deliurez de sa tyrannie, de laquelle, tous en general se plaignent; comme en ressentant les effets dans la misere publique qui les accablent, & qui s'entretient au sujet de cét Estanger, qui se plaist ainsi aux desordres, pour en iceux faire ses affaires, ce qui ne seroit, si la France iouyssoit d'vne bonne Paix, dans laquelle les interests cesseroient, & les Partisans contraints à manger à loisir ce qu'ils auroient vollé par les Prouinces, en surchargeant le peuple, sans plus faire entrer des sommes notables en la bourse de ce Cardinal, pour faire passer leur partis iniustes & tyranniques, & qui vont à l'oppression publique depuis tant d'années, qu'on les a acceptez, souz pretexte de la guerre.

Que toute la Picardie crioit & declamoit contre les Gouverneurs, lesquels pour gagner leurs pensions, & augmenter les recompenses que Mazarin leur faisoit & promettoit, pour leuer des gens de guerre, & enleuer les bleds pour leur nourriture, sans parler de l'argent de la Taille, des Aydes qui se payoit auec toute sorte de rigueur & violence, sans en exempter aucun, soit Noble ou Roturier, Seculier, ou Regulier, pour assouuir son excessiue conuoitise, de tirer iusqu'au dernier teston du Royaume, s'il l'eust pû faire. Ce que sans doute auroit beaucoup de fois donné enuie de porter aux seditions, & aux extremitez, les miserables Habitans de la campagne & des villes, s'ils n'eussent esté retenus par la consideration que cela causeroit aux ennemis l'enuie d'entrer en France pour profiter de nos diuisions, joint le serment & la fidelité que tous les peuples François portent naturellement à leur Roy, qui les empeschoit d'encourir par leur débauche, le reproche de mauuais sujets, puisque pour ce qu'en toutes choses ils doiuent fuyr, & s'abstenir de suiure & d'embrasser les conseils qu'ils pourroient prendre de se jetter dans la rebellion, & de susciter des seditions, aimant mieux gemir & souffrir dans la misere, que d'en venir iusques à ce poinct-là, qui ne seroit finalement qu'à leur ruyne totale.

Et adioustoit cette femme de Facteur, qu'à cause de l'empeschement du commerce qui n'estoit plus entre les marchands, & que le trafic estoit comme aboly, lors qu'on se plaignoit de ce Cardinal, il estoit si effronté, de dire que les François estoient trop gras, qu'il falloit les dégraisser pour les rendre plus souples & retenir, qu'ils auoient mauuaise grace de se plaindre de la nullité du trafic, veu que la pluspart estoient riches, opulents, & qu'ils donnoient des sommes immenses à leurs filles pour les marier, & acheptoient à prix d'argent des charges pour auancer leurs fils, ce qu'ils ne feroient, si la necessité les oppressoit, & qu'ils faisoient des banqueroutes à leurs creanciers pour mettre leurs grandes richesses à couuert, que cela estoit si commun aujourd'huy, qu'il n'estoit memoire qu'auparauant, & au temps passé ils fissent telles demonstratiōs de luxe & d'ambition de paroistre ainsi au delà de toutes les autres personnes qualifiées & de condition. Que c'estoient là les raisons des Mazarins pour mieux passer & pretexter les surchages qu'ils font souffrir au peuple, & d'auoir moyen de tirer le dernier teston des marchands, qui ont mille peine à s'entretenir dans la misere du temps, auprés les mangent la pomme qu'ils auoient gardée pour se subuenir au besoin, & estancher leur soif.

Que pour en dire la verité, ce Cardinal faisoit bien connoistre son effronterie de retourner ainsi dans vn Royaume, où il est presque generalement hay de tout le peuple, & d'y venir comme par brauade, auec vne armée, ce qui ne s'est veu auoir iamais esté fait par aucun estranger, quelque puissant & releué en extraction qu'il fust, beaucoup moins en vn estranger de neant, & de nulle consideration, qui n'est venu en France, non pour y seruir le Roy, ny l'Estat, mais pour la voler & la ruyner, comme il a fait, & estoit prest de continuer, si Messieurs les Princes ne se faisoient partie contre luy, & se declarassent n'estre armez que pour l'esloigner, & le chasser hors du Royaume, comme ils ont protesté & protestent encores à present, & le font connoistre par effet, quelque chose au contraire, que puissent dire & publier ses Partisans & stipendiez, pour les mettre, s'ils pouuoient, en la haine du peuple, & decrier leurs procedez, & par ainsi iustifier la conduitte de ce Cardinal, qu'ils disent n'estre que pour le seruice du Roy, & qu'il n'a autre intention que de trauailler pour le bien de son Estat, & de son authorité; qu'au contraire, il l'affoiblit par la guerre Ciuile qui trouble le Royaume pour son seul sujet.

La cinquiesme Dame, femme d'vn Aduocat du Conseil, & qui n'auoit point encore parlé, ayant laissé dire les autres, pour estre plus ieune qu'elles, dit, Mais Mesdames, vous ne faites point mention de la marche de ce Cardinal; si c'est que vous n'en soyez pas assez instruites, vous me permettrez d'en raconter les particularitez, comme elles ont esté escrites à Monsieur mon mary, qui fait les affaires de quantité de personnes qualifiées au Conseil.

Le

C'est qu'à la sortie de Sedan le sieur Faber son appointé, & qui auoit touché argent de luy, auoit leué vn regiment de quinze cens hommes de pied, & trois cens cheuaux, lequel fit partie des troupes destinées pour sa conduite, auec deux autres mille hommes que le Mareschal d'Hoquincourt Gouuerneur de Peronne, luy auoit leuez par ses ordres, luy ayant enuoyé pour cét effet six cens mille liures : & de plus le Comte de Quincé Gouuerneur de saint Quentin, & le Comte de Nauailles, auoient aussi assemblé sept cens cheuaux, outre les troupes Allemandes que ce Cardinal auoit achептées de l'Electeur de Brandebourg, & celles du General Rose, faisant en tout cinq mille cinq cens hommes, qui l'accompagnerent en sa marche iusques en la Champagne, où le Mareschal de Seneterre le vint ioindre auec mille hommes, & le conduisit iusques à Espernay puis se retira, pour ne se point esloigner de la Loraine, dont il est Gouuerneur.

De sorte qu'il n'y eut que le Mareschal d'Hoquincourt, & les Comtes de Quincé & de Nauailles qui luy firent escorte, d'autant qu'il renuoya le sieur Faber à Sedan & retint les troupes.

Cette armée ne s'oublia pas à piller & ruiner les lieux par où ils passoient, auec tant de licence, que les pauures habitans de la campagne se retiroient aux Villes, crainte de tomber entre leurs mains, d'estre outragez & forcez de leur donner viures & argent, abandonnans ainsi leurs maisons à la mercy des soldats, & des Allemands, la pluspart Lutheriens, qui estoient en son armée, lesquels pillerent en leur passage quantité de lieux sacrez, sans meime épargner les gens d'Eglise, & eussent maltraité les Religieuses des Monasteres, si elles ne se fussent retirées de bonne heure dans les Villes pour sauuer leur honneur.

Le Cardinal ayant seiourné vn iour à Espernay, en partit & alla à Eismes, où il fut resolu d'aller faire passer la riuiere de Seine à son armée à Mery, où ayant passé elle s'achemina à pont sur Yonne à deux lieuës de Sens, où l'insolence des soldats parut extreme & barbare, en pillant les habitans, ranconnans & outrageans tous ceux qu'ils rencontroient, emmenans auec eux plus de huict cens cheuaux, qu'ils auoient pris aux pauures laboureurs.

Ce fut à Pont sur Yonne où s'estoient rendus Messieurs Regnier, du Coudray & de Bitault, Conseillers de la Cour, pour y faire executer les Arrests, enioignant aux Villes de refuser & d'empescher le passage aux troupes Mazarines, & y estans lors que ces troupes y arriuerent, quelques Caualiers du Mareschal d'Hoquincourt se voulans saisir de leurs personnes, Monsieur du Coudray, homme courageux, se mit en deffense auec l'espée & le pistolet, & ayant esté son cheual tué sous luy, il remonta sur celuy de son homme de chambre & se sauua, son cocher en se deffendant tua vn de ses Caualiers & en blessa vn autre, puis s'enfuit: pour Monsieur de Bitaut, il fut pris & emmené par ordre dudit Mareschal d'Hoquincourt.

Cette armée passa à costé de la Ville de Sens & entra au Gastinois, où les paysans abandonnoient leurs demeures pour euiter la cruauté des soldats, & estans pres Montargis ils vouloient forcer vne Abbaïe de filles qui est au bout du pont, mais par bon-heur ceux de

Montargis les auoient fait venir dans leur ville, auec tout ce qu'elles auoient de plus sainct & precieux, qui eust esté pillé par ces volleurs.

De là Mazarin s'auança auec ses troupes iusques à Chastillon sur Loin & y logea. Le lendemain il se rendit à Gyen & y passa la Loire auec son armée, les habitans gagnez luy ayant baillé le passage libre, & ainsi entra en Berry.

Les habitans de Gyen corrompus par les Mazarins, auoient refusé leurs portes à cinq cens hommes de Monsieur le Duc d'Orleans, qu'il y enuoyoit pour empescher le passage de la Loire à cette armée, mesme auoient tiré le canon sur eux. Ce qui fut cause que quelques iours apres, le Lieutenant ou le Maire, & le Procureur du Roy de Gyen, vinrent à Paris pour se iustifier au Parlement, qu'ils n'auoient point contribué à ce passage, & qu'ils auoient esté surpris par les Mazarins, la Cour sans les vouloir entendre les enuoya en la Conciergerie, & furent mis en la tour de Mongommery.

Alors qu'on se plaignoit à ce Cardinal des voleries, sacrileges, impietez & outrages que les soldats de son armée faisoient, il ne respondoit autre chose, sinon que c'estoient les effets de la guerre, sans confesser que luy seul estoit la cause des desordres & de la guerre, faisant assez connoistre qu'il auoüoit tout le mal qu'ils faisoient, tant est grande l'auersion qu'il a contre le peuple.

De Berry il se rendit à Saumur, où il demeura quelque temps, puis s'achemina en Poictou, & estant à vne lieuë de Poictiers, il fut si mal aduisé, ou pour mieux dire, impudent, que de souffrir que le Roy luy allast au deuant, & se baissast pour toucher son genoüil, sans se mouuoir, ny supplier sa Majesté de luy faire cét honneur, qui ne se fait que de Souuerains à Souuerains.

Estant arriué à Poictiers, dés le soir mesme Monsieur le Duc d'Anjou, frere du Roy, luy donna à souper, où estoient aussi le Mareschal du Plessis Praslin, Gouuerneur de Monsieur, & le Mareschal de Villeroy.

Son armée fut iointe à celle du Roy, & distribuée en diuers lieux, contre Monsieur le Prince de Condé.

De sorte qu'en tous les lieux où il passa depuis Sedan iusqu'à Poictiers, il n'eut que des maledictions, & dit-on qu'en la marche de son armée plus de trente bourgs & villages furent pillez & ruinez, & quantité d'autres abandonnez.

Voyez Mesdames, quel traitement d'vn tel Estranger qui se fait manifestement connoistre ennemy du peuple, & fauteur ou plustost autheur & cause de tous les mal-heurs & desordres qui regnent depuis long-temps en France, sans qu'on y ait donné aucun remede, qui ne se peut attendre que de Dieu seul, qui chastiera ce tyran en son temps, ayant compassion des gemissemens & de l'oppression de tant de pauures enfans, & de tant de milliers de personnes, qui perissent dans la misere & meurent de faim apres tant de ruines souffertes, par tout le Royaume. Ie suis marrie, Mesdames, de vous entretenir de ces discours de nostre commune misere, qui ne peuuent produire que de la douleur & de l'estonnement à ceux qui les entendent, & vous supplier de pardonner à cette mienne liberté de parler ainsi des affaires du temps, puis que ces Dames-là les ont commencées, & afin que soyez instruites de ce que possible ne sçauiez point, sans nommer personne, de quoy ie vous prie.

La

La sixiesme Dame, femme d'vn Marchand de Marée, voulut estre la derniere à parler, apres auoir ecouté les autres qui auoient estalé & debité ce qu'elles sçauoient.

Elle leur fit entendre que ce n'estoit pas seulement par les Prouinces de France que le desordre regnoit, & qu'on y voyoit les effets mal'heureux du fourbe Mazarin, mais aussi dans le commerce qui se fait par mer, ainsi que son mary, Marchand de Marée, pouuoit assez sçauoir par ses Facteurs, & les correspondances qu'il auoit en beaucoup de lieux de France, où la marée arriuée se debite, qui asseurent qu'aux ports où elle vient, il y a des Mazarins à gages, qui est cause de la cherté d'icelle és lieux où elle se vend, & que le plus souuent leurs chasse-marées sont volez & leurs cheuaux pris par telles gens, qui estans stipendiez d'vn tel Maistre, qui leur permet de faire ce qu'ils veulent, n'ont égard à qui que ce soit.

Que non seulment il cause ce desordre dans le commerce, mais de plus qu'il achepte les meilleures de nos voictures qu'il enuoye en mer, comme il a fait en Italie aux vaisseaux qu'il a acheptez & entretenus pour exercer la pyraterie, dont les plaintes se font tous les iours par les estrangers, sous pretexte de conquerir au Roy des havres, des plages, des rades & des ports, mais en effet pour profiter du butin qu'ils y font en toute liberté, puis qu'il les auoüe & ne les fait rechercher.

Il a fait depuis sept ou huict mois choisir & prendre les meilleurs soldats des garnisons de Bolongne, de Peronne, de Sainct-Quentin, de Flandres & Artois, pour s'en seruir aux occasions qu'il iugera estre à faire pour se conseruer & entretenir la tyrannie: & les a remplies de nouueaux soldats sans experience & non nourris à la guerre, ce qui est cause que nos ennemis prennent cét auantage pour reprendre les places que nos François ont pris sur eux, apres tant de frais, pertes & morts d'hommes que la France a soufferts pendant ces guerres dernieres, ce qui rend nos mesmes ennemis plus entreprenans & encouragez à entretenir le trouble à nos depens. De sorte qu'au lieu du gain que nous soulions faire en nostre trafic, nous ne faisons que perdre & auancer de grandes sommes de deniers, sans les retirer qu'auec beaucoup de peines & poursuites. Ce n'est plus comme au temps passé, auant le regne des Mazarins en France, auquel nous contentions ceux que nous employons, & que nous estions payez de ceux qui nous deuoient, que l'argent estoit frequent en nostre trafic, ce qui nous bailloit moyen de nous entretenir honnestement sans blasme ny reproche, ny sans frais pour recouurer ce qui nous estoit deu, & ce que nous auions auancé, mais quoy c'est le mal'heur du temps & le regne des fourbes Mazarines qui causent aujourd'huy ces desordres.

Cependant Messieurs les Princes de Condé & de Conty, le Duc de Nemours, Mesdames la Princesse & de Longueuille, se retirerent de Berry à Bordeaux, Monsieur le Prince s'y rendit & prit possession du Gouuernement de Guyenne, apres auoir fait verifier ses Patentes au Parlement de la Prouince.

Lequel voyant que le Comte de Palluau assiegeoit son chasteau de Mouron en Berry, par ordre du Mazarin, & qu'on luy declaroit la guerre, assembla ses amis & leua des gens de guerre pour sa deffense. Le Duc de la Rochefoucaut, le Prince de Marsillac son fils, le Duc de Richelieu & le Comte de Dugnon Gouuerneur de Broüage, voulurent estre de la partie.

Monsieur le Prince s'asseura de la ville de Xaintes & de celle de Pons, où il traita mal les habitans, qui auoient vsé de perfidie en son endroit.

Le Roy estant à Poictiers & Mazarin en Cour, il donna conseil à Leurs Majestez de poursuiure Monsieur le Prince, & on fit General de l'armée qu'on enuoya contre luy le Comte d'Harcourt, lequel fit leuer aux gens du Prince, le siege qu'ils auoient mis deuant Coignac.

La guerre se fit ouuertement entre les deux partis en Guyenne, où quantité de Noblesse & de soldats se ioignirent à l'armée dudit Seigneur Prince, qui s'auança iusqu'en Perigord, où il s'asseura de la meilleure partie des places du pays.

Le Marquis de Marsin, Capitaine de valeur & d'experience, se vint rendre à luy, ainsi que fit Balthasar, Capitaine Liegeois de nation, qui sçait parfaitement le mestier de la guerre, & y eut quelques rencontres entre les deux armées auec diuers succés.

Monsieur le Prince se rendit maistre de la riuiere de Garonne, & des places qui sont assises sur icelle, specialement de celle de

Libourne : mais en son absence les habitans & quelques particuliers firent vne coniuration contre la garnison qu'il y auoit laissée, ce qui l'obligea d'y retourner, & fit desarmer les habitans, dont il fit pendre quelques-vns, & d'autres qu'il enuoya prisonniers à Bordeaux.

Dans l'Agenois le Marquis de sainct Luc par ordre du Mazarin auoit leué vne armée de quatre mille hommes, assisté du Marquis de Poyane Gouuerneur du Bearn. Il assiegea quelques places en ce pays-là : le Prince de Conty marcha contre luy, & en suite Monsieur le Prince son frere l'alla ioindre auec partie de sa Caualerie, & deffit entierement les troupes dudit Marquis de sainct Luc.

Le Roy estant incommodé à Poictiers, le fourrage manquant & les viures encherissant, en sorte que la Cour n'y pouuant plus demeurer, s'en alla à Saumur.

Pendant le sejour qu'y fit Sa Majesté, le Duc de Rohan Chabot Gouuerneur d'Anjou, retint les Angeuins en estat de refuser le Mazarin en cas qu'il y allast auec le Roy. Il encourage les habitans d'Angers de demeurer fermes au seruice de Sa Majesté sans receuoir Mazarin, lequel pour se vanger enuoya vn corps d'armée sous la conduite du Mareschal d'Hoquincourt & du Comte de Quincé pour assieger la ville d'Angers, comme ils firent les habitans estoient bien resolus à se deffendre, mais finalement apprehendans d'estre mal traitez des gens de guerre, obligerent le Duc de Rohan à traiter de la reddition de la ville auec composition honorable pour luy, mais mal entretenuë aux habitans.

Pendant ce temps là le Comte de Tauane commandant quelques troupes de Monsieur le Prince qui s'estoient retirées au pays de Hainaut, furent augmentées d'autres troupes de Caualerie & Infanterie, Allemandes, Liegeoises & Loraines. Le Duc de Nemours fut à Bruxelles, où il fut bien receu de l'Archiduc Leopold, & prit le commandement de cette armée qui entra en Picardie, passa la riuiere de Seine à Mante, & se rendit en Beausse.

Le Roy quittant Saumur se rendit à Amboise puis à Blois : alors le Duc de Beaufort accompagné du Baron de Syrot eut le commandement de l'armée de Son Altesse Royale, qui s'achemina vers Chasteaudun, & poursuiuit celle du Mazarin iusques aux faux-bourgs de Blois.

Ce fut en ce temps que le Comte de Palluau s'asseura de la ville de Gergeau, pour auoir le passage libre de la riuiere de Loire, & faire passer l'armée Mazarine en Gastinois, ce qui luy auoit esté refusé par ceux d'Orleans, qui ne donnerent entrée à aucunes troupes : Son Altesse Royale y enuoya Madamoiselle d'Orleans sa fille, qui y fut receuë comme luy-mesme.

Monsieur le Prince quittant la Guyenne & laissant son armée au Prince de Conty son frere, vint en poste luy neufiesme en Gastinois, où il ioignit l'armee de Son Altesse Royale à celle du Duc de Nemours.

Le Roy quittant Blois vint à Sully, où ayant demeuré quelque temps vint à Gyen auec sa Cour & son Conseil. L'armee commandée par le Mareschal d'Hoquincourt passa la Loire à Gyen & entra au Gastinois, Monsieur le Prince s'asseura de Montargis. L'armée Mazarine s'auança au deça de Briare vers Chastillon sur Loin, & celle des Princes au mesme temps : il y eut combat, où le Duc de Nemours auec son armee receut le Mareschal d'Hoquincourt, lequel fut deffait, son bagage pris, auec grand nombre de prisonniers.

Le Roy passant la Loire se rendit par sainct Fargeau à Auxerre, puis s'auança vers Sens à Montereau, Melun & Corbeil, d'où il partit pour sainct Germain en Laye.

Ces Dames ayant ainsi passé trois grandes heures à entretenir l'accouchee en cette premiere iournée, prirent congé d'elle voyant qu'elle auoit besoin de repos, & s'en retournerent chacune en sa maison, apres l'auoir priée de pardonner à leurs discours vn peu longs des affaires du temps.

FIN.

www.ingramcontent.com/pod-product-compliance
Ingram Content Group UK Ltd.
Pitfield, Milton Keynes, MK11 3LW, UK
UKHW020410250726
13967UKWH00006B/2562

9 782013 042031